A. JANVIER

LE
DOCTEUR DUPARCQUE

NOTICE

LUE A L'ACADÉMIE D'AMIENS

Séance du 9 Janvier 1880

AMIENS,
Imprimerie A. DOUILLET et Cᵉ, rue du Logis-du-Roi, 13.

1880.

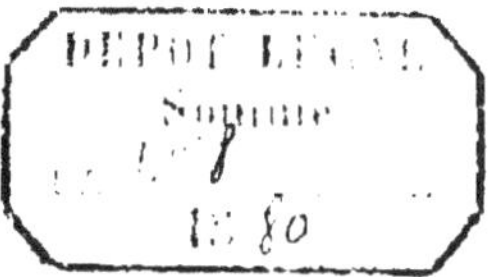

A. JANVIER

LE

DOCTEUR DUPARCQUE

NOTICE

LUE A L'ACADÉMIE D'AMIENS

Séance du 9 Janvier 1880

AMIENS,

Imprimerie A. DOUILLET et Cᵉ, rue du Logis-du-Roi, 18

—

1880.

A. JANVIER

LE DOCTEUR DUPARCQUE

NOTICE LUE A L'ACADÉMIE D'AMIENS

Séance du 9 Janvier 1880.

Le docteur Duparcque d'Amiens décédait le 30 octobre
1879, à Paris, dans sa quatre-vingt-onzième année, des
suites d'un vulgaire accident de voiture. Le rang honorable que son travail et sa longue pratique lui avaient con-
quis au sein du monde médical de !a capitale, où il con-
tinuait la suite brillante des médecins distingués que lui
a fourni la Picardie (1), sa qualité de compatriote,

(1) Il serait superflu d'indiquer ici la longue suite des médecins cé-
lèbres qu'a fourni à Paris la Picardie, en commençant par les Fernel,
les Riolan, lés Sylvius, les Desjardins, pour finir par les Deneux, les
Baudelocque et les Frédéric Dubois, et dont le directeur de l'Académie, le docteur Lenoël, a si heureusement rappelé les qualités dans
son discours sur Jacques Sylvius, lu dans la séance publique du 28
décembre 1879.

l'honneur que je partageais avec lui d'appartenir à l'Académie des Sciences, Arts et Belles-Lettres du département de la Somme, enfin une amitié non interrompue de plus de 80 ans avec mon père, m'imposent le devoir, de consacrer à cette mémoire, si chère pour moi à tant de titres, une courte notice nécrologique.

Frédéric Duparcque est né à Amiens le 30 décembre 1788, paroisse de Saint-Firmin en Castillon, dans une maison qui existait encore, il n'y a pas plus de trente à trente-cinq ans, dans la rue au Lin, presque au coin de la rue du Chapeau-de-Violettes. Son père, qui eut douze enfants, n'avait pour toute ressource qu'un petit commerce de lingerie. L'ordre et l'économie dont faisait preuve sa femme, femme énergique et assidue à la maison comme l'étaient les femmes de cette époque, avaient pu seuls l'aider à les élever convenablement. Mais la Révolution qui venait d'éclater, devait rendre encore plus précaire la situation du père de famille qui fut obligé d'envoyer ses enfants à l'école gratuite. Dès son plus bas âge, car il était encore en robes, le jeune Frédéric, comme il se plaisait à le raconter comme un de ses plus anciens souvenirs, avait été placé, impasse Saint-Patris, dans une de ces garderies d'enfants des deux sexes, que nos Picards qualifient d'un terme assez caractéristique, chez une vieille demoiselle Agnès, où il apprit les premiers éléments de la lecture. A l'école, ses heureuses dispositions et ses progrès lui valurent à chaque distribu-

tion de prix, l'honneur d'entendre son nom proclamé
parmi ceux des lauréats. Aussi ses succès précoces, con-
tribuèrent-ils à le faire admettre à l'Ecole centrale du département qui, en l'an III, avait remplacé les anciens col-
léges supprimés, et que l'administration avait établi dans
l'abbaye des Prémontrés aujourd'hui encore Lycée d'A-
miens, au milieu des livres, des objets d'art et de sciences,
provenant de la fermeture des maisons religieuses qui
allaient former le noyau premier de notre Bibliothèque
communale et de notre Musée archéologique. Quoique les
Ecoles Centrales laissassent quelque peu à désirer, sous le
point de vue de l'organisation, elles ne manquèrent pas ce-
pendant de rendre d'assez grands services durant la courte
période de temps pendant laquelle elles fonctionnèrent,
et la plupart des jurisconsultes, des médecins, des ingé-
nieurs et des artistes les plus habiles que devait pro-
duire la jeune génération qui s'élevait, y reçut dans leurs
classes de législation, de mathématiques, de dessin et de
sciences physiques, sa première, et quelquefois son uni-
que éducation. Admis dans cet établissement en 1802, il
y compta au nombre de ses condisciples, nos regrettés
collègues le président Decaïeu, MM. Rigollot, Berville,
Anselin.

Après avoir brillamment terminé ses études, le jeune
Duparcque entra chez un notaire d'Amiens, ami de son
père, dont la bienveillance voulait lui faciliter les moyens
de se créer une position indépendante, mais son esprit

actif et ses goûts prononcés pour les sciences naturelles,
ne pouvaient se plier à la vie sédentaire et passive de l'é-
tude, et malgré toute l'indulgence de son protecteur, ses
inexactitudes, ses absences de plus en plus fréquentes,
le firent bientôt remercier. C'est qu'au lieu d'étudier
Ferrières et le Parfait Notaire, et de grossoyer des con-
trats de vente, il préférait dépenser son temps à suivre
les cours d'histoire naturelle du docteur Trannoy au
Jardin des Plantes, à herboriser, et à assister, quand il
le pouvait, aux visites, aux opérations, aux dissections de
l'Hôtel-Dieu. Ce fut dans une de ces excursions botani-
ques, que témoin un jour d'une pluie de crapauds, frappé
fortement de ce phénomène, il en rechercha les causes et
se les expliqua par les circonstances météorologiques
qui l'avaient accompagné. Lorsque plus tard cette question fut mise en discussion devant l'Académie des Sciences, M. Duparcque fit parvenir à ce Corps savant, ses
observations, qui parurent si fondées et si concluantes,
que l'Institut les adopta. (Compte rendu, séance 27 octobre 1834)

Désolé de voir s'enraciner davantage le goût de son fils
pour les sciences, et dans l'espérance de le détourner de
sa vocation pour la médecine, car la modicité de sa fortune ne lui permettait pas de suffire aux dépenses coû-
teuses qu'exigent les longues études de l'art de guérir,
son père, croyant opérer une diversion favorable à ses
vues, le plaça à la tête de son petit commerce et lui fit

apprendre les mathématiques élémentaires et la tenue des livres. Quand il se sentit assez fort dans la comptabilité commerciale, Duparcque, en 1807 (il avait 19 ans) crut devoir chercher à se suffire à lui-même, et trouva un emploi dans les bureaux d'un agent de change de la capitale. Mais il devait en être de cette nouvelle position comme de celle qu'on avait voulu lui procurer par le notariat. Irrésistiblement entraîné par ses goûts dans les hôpitaux, vers la Faculté de médecine, aux cours du Jardin des Plantes, cédant enfin à son penchant, il abandonna sa place déjà convenablement rétribuée, commençant sans fortune et sans appui, une vie de fatigues, de veilles laborieuses et de privations stoïques, pour s'adonner tout entier à ses études favorites. Son énergie et sa persévérance devaient triompher des obstacles de la route. Aussi, dès 1809 était-il, à la suite d'un concours, admis à l'Ecole pratique de médecine. Ce premier succès lui procurait deux avantages inappréciables, la facilité des dissections gratuites, et les ressources de la riche Bibliothèque de la Faculté, amplement fournie de livres sur toutes les branches des matières médicales. Un an plus tard, en 1810, il concourut pour l'Externat et fut reçu. Redoublant alors d'efforts il se disposa pour subir les examens plus difficiles de l'Internat. A la suite d'un brillant concours auquel avaient pris part 120 candidats, il fut reçu l'un des quinze qui furent nommés et qui depuis se sont faits un nom au premier rang de la médecine ou de la chirurgie, Béclard, Brachet de Lyon, Chomel, Cloquet aîné, Emery, Lisfranc, Moreau, Sanson.

Interne à Bicêtre d'abord, il passa à l'hôpital Saint-Antoine. Il y terminait son internat. L'hôpital était alors encombré de nos soldats, tristes débris de nos armées du Nord, affectés de fièvres typhoïdes d'un caractère intense. Les soins pressants qu'exigeaient ces infortunées victimes de l'ambition impériale, surchargeaient les services des médecins et des internes, soutenus dans leurs efforts par le dévouement le plus inaltérable. Duparcque, outre le service pénible et dangereux de l'hôpital, donnait encore ses soins aux nombreux malades qui, n'ayant pu trouver de lits dans l'établissement, étaient entassés dans les grands ateliers de l'industrie, alors en chômage, du faubourg, que leurs propriétaires avaient consenti à transformer en ambulance. Frappé à son tour par la contagion il eut infailliblement succombé sous les coups de l'épidémie, si sa constitution énergiquement soutenue par son moral et les soins affectueux et dévoués de ses collègues, parmi lesquels se distinguait déjà son ami Cruveilhier ne l'eussent conservé à l'existence. A peine rétabli de cette maladie, devenu interne à l'Hôtel-Dieu il terminait ses épreuves pour le doctorat par une thèse soutenue avec distinction sur le cancer de l'estomac. (13 mars 1813).

Reçu en 1816 membre de l'Athénée de médecine de Paris, il présenta à cette Société savante un grand nombre de mémoires, d'observations et de rapports publiés

dans la Bibliothèque médicale, recueil des travaux de cette
Compagnie.

Deux ans plus tard, il fut en 1818 nommé médecin du
Bureau de bienfaisance du VIIe arrondissement de Paris,
au milieu duquel il avait élu son domicile, et qu'il ne
cessa jamais d'habiter, préférant toujours ce quartier
populeux et industrieux qui avait vu ses premiers et mo-
destes débuts à des quartiers plus beaux et plus riches
qui lui promettaient une clientèle plus lucrative, ne
recherchant que par son seul travail la position qu'un
peu de réclame ou de charlatanisme lui eut plus vite don-
née. Il en remplit sans discontinuité les fonctions gratuites durant 36 ans, jusques en 1854, époque à laquelle il
se démit en même temps de celles de médecin de l'état-
civil, auxquelles le Préfet de la Seine l'avait appelé
en 1822.

En 1820 il fut admis comme membre de la Société de
médecine de Paris. La part active qu'il prit toujours aux
travaux de cette Compagnie à laquelle il a voulu donner
une dernière preuve de son attachement, en lui léguant
par son testament, une somme de 10,000 francs, lui valut l'estime et la considération de ses collègues, qui en
1836 et en 1851 lui décernèrent les honneurs de la prési-
dence. Le *Journal Général de Médecine*, les *Transactions
Médicales*, la *Revue Médicale*, qui rendaient compte des
travaux de cette Société, contiennent un grand nombre
de ses observations et de ses mémoires sur les diverses
questions qui se traitaient dans les séances mensuelles.

Lorsqu'en 1830, Paris provoqué par les folles ordonnances qui supprimaient les droits et les libertés consacrés par la Charte, se souleva en masse contre l'impopulaire ministère de Charles X, faisant abnégation de toute considération personnelle, le docteur Duparcque vint jusques sous le feu des combattants de cette lutte fratricide, porter les secours de son art aux victimes du combat, rue Saint-Antoine, Marché Saint-Jean, place de l'Hôtel-de-Ville. En récompense des services qu'il rendit dans ces tristes circonstances, il fut nommé médecin de la commission des blessés et décoré de la médaille de Juillet.

Cette même année 1830 la Société royale de médecine de Bordeaux préoccupée de l'annonce d'opérations graves présentées comme les seules et efficaces ressources contre les maladies de la matrice, voulant apprécier la valeur des procédés chirurgicaux et préciser les indications thérapeutiques que réclamait le traitement de cette obscure et trop nombreuse affliction, proposa un prix pour le meilleur travail sur cette question. Riche des observations qu'il avait recueillies dans les hôpitaux, dans son service du Bureau de bienfaisance, dans sa clientèle particulière où de nombreux accouchements l'avaient mis à même d'observer dans leurs plus minutieux détails les maladies des femmes, le docteur Duparcque répondit à l'appel de la Société Bordelaise par l'envoi de son Traité théorique et pratique sur les altérations simples et cancéreuses de la matrice. Il lui valut à l'unanimité le prix

proposé (une médaille d'or) et le titre de membre correspondant de la Société. Publié en 1838, un volume in-8,
Germer-Baillière, réédité en 1840, cet ouvrage traduit en
Anglais par le docteur Warington, Philadelphie, 1837,
et en Allemand par le docteur Hies, Leipsick, 1838, lui
assura en Angleterre et en Amérique comme au-delà du
Rhin, une réputation de spécialiste, qui se traduisit par
de fréquentes demandes de consultations pour ce genre
de maladies.

La Société médicale d'émulation, en 1835, ouvrit de
son côté un concours sur la partie chirurgicale des affections des organes de la grossesse et des voies de la partu-
rition. L'histoire complète des ruptures de l'utérus, du
vagin et du périnée du docteur Duparcque, fut couronnée
par la Société. Publiée en 1836, elle eut aussi les honneurs d'une traduction allemande du docteur Nevermann.
Leipsick, 1838, et peut-être encore d'une traduction
anglaise.

Moins avancée que l'Allemagne et l'Angleterre qui depuis longtemps possédaient des organes spéciaux sur
ces questions, il n'existait point en France, avant 1842,
de journal consacré aux accouchements et aux maladies
des femmes et des enfants. Comprenant les avantages
que la science devait retirer d'une feuille qui viendrait
combler cette lacune de la presse médicale, le docteur Duparcque fut l'un des fondateurs des Annales d'Obstétrique.

Administrateur de la Caisse d'Epargne en 1844, mem-

bre des Commissions d'hygiène et de salubrité en 1848,
en 1832, en 1848, en 1849 membre organisateur des Bureaux de secours créés pour combattre les épidémies
cholériques, le docteur Duparcque devait voir enfin son-
ner l'heure de la juste récompense de ses longs et cons-
ciencieux travaux. Un décret du Président de la Républi-
que du 25 septembre 1850 lui décerna la décoration de
la Légion d'honneur. En recevant cette légitime et tar-
dive distinction, il en reportait le mérite aux démarches
de ses confrères de la Société médicale du VII⁰ arrondissement et du maire, l'honorable M. Arnaud Janty. « Nous
« devons rendre ici à chacun ce qui lui appartient, disait
« dans le compte rendu des travaux de cette association
« pendant l'année 1850, son secrétaire-archiviste, et
« ajouter que si c'est à vos pressantes demandes, et aux
« actives sollicitations de notre maire, qu'il doit de
« l'avoir enfin obtenue, c'est aux trente années de sa vie,
« employée de la manière la plus honorable, à l'exercice
« public de la médecine, au soulagement des pauvres du
« Bureau de bienfaisance, aux nombreux ouvrages pra-
« tiques dont il a doté la science, qu'il doit de l'avoir de-
« puis longtemps méritée. »

Jusques alors absorbé par ses nombreux travaux scien-
tifiques et par les soins de sa clientèle, il n'avait jamais
quitté la capitale et était arrivé jusques à l'âge de 60 ans
sans avoir jamais connu de la France, que le lieu de sa
naissance et le rayon restreint des environs de Paris, car

je ne compte pas pour voyage, certaine excursion faite
sous l'Empire, en 1810, sur la côte de la Manche en-
tre le bourg d'Ault et Dieppe, en compagnie d'un de ses
cousins Lenormand, fils de l'éditeur de ce nom, excursion qu'une escapade de jeunes gens interrompit brus-
quement, en les forçant de prendre la fuite, dans la
crainte de voir Dame Justice à leurs trousses. On était
aux temps les plus sévères de l'observation des règles du
Blocus continental, et nos deux étourdis s'étaient allés
promener en mer, malgré les prescriptions du comman-
dant du port qui leur en avait formellement refusé l'auto-
risation, faisant croire au patron de leur barque brusque-
ment tiré de sa confiance par un coup de canon à son
adresse, que lui envoyait le stationnaire, qu'ils possédaient
le précieux firman qui leur concédait la liberté des mers.
Depuis de longues années il n'avait pas même été tenté de
revoir sa ville natale que toute sa famille du reste avait
quitté pour venir successivement s'établir à Paris auprès
de lui. Une circonstance l'y ramena depuis et souvent. A
la suite des événements politiques de 1848, ma famille vint
se fixer à Amiens. Je rappelais plus haut la longue amitié
qui unissait mon père et M. Duparcque. Elle avait en effet
pris naissance dans la petite école de Mlle Agnès. Privé
d'un ami qu'il avait l'habitude, quelles que fussent les
intempéries de la saison, ses occupations journalières, et
les longueurs de ses courses quotidiennes, de voir chaque
jour, il prit la résolution de venir le plus souvent possi-
ble, passer son dimanche à Amiens. A la suite d'un de

ces courts séjours il se laissa entraîner à faire une excursion d'une huitaine en Belgique. Cette échappée lui ins-
pira le goût des voyages qui devaient depuis occuper une
si grande place dans sa vie. En 1852 il inaugura le cours
de ses périgrinations désormais annuelles par Genève,
Aix-les-Bains, la vallée de Chamouny, le Mont Blanc. De
1853 à 1862 il visita les bords du Rhin, les Pyrénées et
leurs stations thermales, la Provence, le Languedoc, les
Vosges, l'Italie et la Sicile, l'Algérie, la Haute-Italie,
l'Autriche, la Prusse, l'Espagne, la Belgique et la Hol-
lande. On comprend aisément que de pareilles absences,
dussent éloigner la clientèle, naturellement peu confiante,
comme il arrive d'ordinaire, dans le suppléant qui le rem-
plaçait, mais jouissant d'une position de fortune indépendante, acquise par son travail et son esprit d'ordre, il
abandonna entièrement l'exercice de sa profession, pour
se livrer à un repos bien mérité. Il n'avait plus qu'un
seul mobile, ses chères excursions qu'il considérait
comme nécessaires à sa santé, bien qu'elle commençât
déjà à se ressentir du poids des années et surtout des fatigues de ses longs voyages, non quelquefois sans périls,
par la pétulance de son caractère resté toujours jeune.
En 1854, notamment, entr'autres incidents nombreux
dans sa vie de touriste, il eut, sans l'héroïsme et la
présence d'esprit de son guide trouvé la mort en roulant
par inattention, dans un glacier, en descendant le col de
la Picade dans les Pyrénées. Aux observations ami-
cales qui lui recommandaient la stabilité et la prudence :

« Cette vie nomade, répondait-il, m'est devenu d'autant
« plus nécessaire que l'âge et la santé m'empêchent de
« retrouver dans les devoirs de ma profession les distrac-
« tions que j'avais auparavant dans ma vie toujours d'ex-
« térieur. Elle est de plus en plus un besoin impérieux
« pour me rendre cette vie supportable, aussi quand je
« ne pourrai plus m'y livrer tu entendras, mon cher
« ami, la grande voix de Bossuet s'écrier : le docteur se
« meurt, le docteur est mort ! Toutefois cette monomanie,
« si tu veux la qualifier ainsi avec mes alentours, crois
« bien qu'elle ne m'ôte pas la raison, et que si je continue
« à courir le monde, ce sera avec les précautions et
« dans des mesures telles que j'en recueille les avanta-
« ges, en en évitant les inconvénients, les périls et les
« dangers autant que faire se pourra ; d'abord mes ex-
« cursions ne pourront plus avoir de but éloigné comme
« jusques à présent, je ne quitterai plus où guères le
« plancher solide, je ne les étendrai que dans de courts
« rayons et par les voies qui me mettront en rapport de
« communications et de retour facile avec le chez moi en
« cas d'événements. Adieu donc à mes projets de voyages
« en Egypte, à Jérusalem, à Constantinople, en Améri-
« que. Peut-être l'impuissance où je suis maintenant de
« me lancer dans ces lointains pays ainsi que j'en rumi-
« nais l'idée, est-elle un bonheur ? » En effet il limitera
désormais ses excursions annuelles à Baden-Baden son
séjour de prédilection d'où la guerre de 1870 le force de
rentrer précipitamment à Paris où ses petites-nièces dont

il reste le seul parent sont en pension et où il supporte
philosophiquement les horreurs du siège et de la Com-
mune, à Aix-les-Bains, à Vichy, à Carcassonne où l'ap-
pellent aussi de vieilles amitiés ou bien encore sur les
plages de la Manche aux derniers beaux jours de la saison. Sa dernière sortie fut en 1878, une courte halte de
deux mois à Passy où il était allé attendre les réparations
de son domicile complètement ravagé par l'explosion du
dépôt de capsules fulminantes de la rue Béranger, catas-
trophe à laquelle il n'échappa que par un véritable mira-
cle, et aux victimes de laquelle il s'empressa, malgré ses
90 ans, de prodiguer ses soins, avec une ardeur et une
présence d'esprit qui faisaient encore l'étonnement de ses
confrères plus jeunes accourus avec lui sur le lieu du dé-
sastre. Le besoin de locomotion qui l'agitait trouvait encore malgré la diminution rapide de ses forces un sem-
blant de satisfaction à se faire transporter dans l'après-
midi aux promenades les plus extrêmes de Paris, par les
nombreux tramways et les omnibus qui desservent la
capitale. Ce fut en descendant d'un de ces véhicules qu'il
fit la chûte, qui devait, après quinze jours de cruelles
souffrances, terminer sa longue carrière.

Le docteur Duparcque était membre de l'Athénée de
médecine de Paris 1816, de la Société de médecine de
Paris 1820, membre correspondant de la Société de médecine de Hambourg 1843, de l'Académie de médecine
de Turin 1859, de l'Académie d'Amiens 1860 ; outre les

ouvrages que nous avons déjà eu l'occasion de citer dans le cours de cette notice, et le grand nombre d'observations insérées dans le journal d'Obstétrique, le journal général de médecine française et étrangère, la nouvelle Bibliothèque médicale, la Revue médicale, la Gazette des Hôpitaux (1) il avait encore publié entr'autres :

Mémoires sur les phlegmasies, l'induration et l'oblitération du sac herniaire, 1816.

Mémoire sur l'épanchement du sang dans la vessie, 1823.

(1) Parmi ces articles nous citerons notamment :

Observation d'un corps fibreux d'une nature particulière développé dans la cavité utérine (1816, *Bibl. méd.*), sur la phlegmasia alba dolente (1818, *ibid.*), névrose singulière offrant tous les signes d'un épanchement cérébral. (*Ibid.*) Traitement de l'hémophthysie par les vapeurs d'éther balsamique de Tolu. Eclampsie et glossite monstrueuses, suites de couches. (1820, *Journ. gén. méd.*) Sur la gangrène de la bouche chez les enfants (stomacace). (*Ibid.*) Traitement du goître par l'hydriodate de potasse. (1821, *Bibl. méd.*) Cas de rupture de l'utérus pendant la grossesse. (1824, *Journ. gén. de méd*) Observation de dyssenterie épidémique. (1823, *Bibl. méd.*) Observation de mort subite, apoplexie nerveuse. (1830). Cas de perforation spontanée de l'estomac. (1831). De l'oblitération de l'intestin grêle chez le fœtus. (1834). Efficacité de la solution du deuto-chlorure de mercure dans le prurit de la vulve. (1834). Cas d'imperforation de l'anus, opération suivie de succès. (1834). De l'emploi du seigle ergoté dans la paraplégie. (1834). Epidémie d'oreillons qui a régné à Paris chez les enfants. (1834). Nouveau procédé pour la réduction des luxations du coude en arrière. (1842, *Rev. méd.*) De l'action du seigle ergoté dans les méthorragies symptomatiques. (1842, *Gazette méd.*) Remarques sur les injections intra-utérines. (1842, *Rev. méd.*) Observations d'hydrocéphale fœtale avec présentation podalique (*Ann. d'Obst.*) Mémoire sur le ramollissement blanc aigü essentiel du cerveau chez les enfants. (1853, *Arch. gén. de méd.*), etc., etc.

Recherches sur les époques de la grossesse auxquelles se manifestent les pertes internes dans les cas d'implantation du placenta sur l'orifice utérin, 1825.

Mémoire sur les propriétés anti-névralgiques du sous-carbonate de fer, 1826.

Mémoire et observation sur une espèce particulière d'endurcissement du fœtus, 1828.

Expérience sur un nouveau moyen de hâter ou de provoquer le décollement et l'expulsion du placenta, 1829.

Mémoire sur l'affection particulière des pieds et des mains qui a régné épidémiquement à Paris en 1828, 1829.

De l'influence de l'ennervation dans les maladies en général et particulièrement dans les phlegmasies (1829.)

Théorie des hémorragies produites par les piqûres des sangsues et des moyens de les arrêter, 1830.

Sur la perforation spontanée de l'estomac, 1830.

Sur les inflammations aiguës de la moelle épinière, 1833.

Considérations pratiques sur le seigle ergoté, 1838.

Réfutation de la doctrine d'inévitabilité et d'incurabilité absolue du cancer, 1838.

Mémoire sur la dermatite contusiforme, 1840.

Mémoire sur la peritonite essentielle aiguë chez les jeunes filles, 1842.

Mémoires sur les calculs salivaires (ce mémoire forme une histoire bibliographique, historique, nosographique et thérapeutique complète de ce genre de production). De la rétention d'urine chez le fœtus par suite d'imperforation des conduits excréteurs, 1842.

Mémoire sur les abcès retro-æsophagiens, 1842.

Nouvelles observations sur les affections intermittentes à courtes périodes, 1843.

Mémoire sur le climat de l'Algérie comparé à celui des contrées méditerranéennes de France et d'Italie, 1852.

De l'influence du mariage sur l'hystérie, 1857.

Sur les coliques hépatiques par concrétions biliaires, 1860.

Sur l'efficacité des semences de citrouille contre le tænia, 1861.

Considérations en faveur de la vaccine de bras à bras, 1866.

Mémoire sur l'accouchement par dilatation forcée du col de l'utérus pour suppléer à l'opération césarienne, 1869.

Mémoire sur la pneumonie latente du sommet des poumons simulant la phthisie pulmonaire, 1863.

J'ai essayé, autant que me le permettait mon incompétence sur ce sujet, de rappeler le praticien laborieux, l'écrivain et l'observateur fécond. Que ne m'est-il donné de montrer aussi l'homme et de soulever un coin du voile qui recouvre sa vie toute de dévouement, d'abnégation, et de dignité professionnelle ; mais ce serait méconnaître l'expression de ses dernières volontés, qui ont réclamé la simplicité et le silence autour de sa tombe, et n'ont voulu

d'autres honneurs que les regrets funèbres des quelques
amis qui suivaient en larmes son cercueil. Sous l'appa-
rence de son caractère brusque, sous la vivacité de sa
nature essentiellement picarde, Frédéric Duparcque ca-
chait un cœur bon et généreux. Dieu seul sait le bien
qu'il a fait durant les longues années où, comme médecin des Bureaux de charité, il fut en face des misères et
des infirmités qui se rencontrent si fréquemment dans le
sein du VII⁰ arrondissement. Comme le prêtre, le médecin a, seul, le don de sonder à fond et de soulager les
souffrances physiques et morales qui frappent les infortu-
nés qui réclament leur secours. Ce qu'il a fait aussi pour
des proches, pour des confrères, pour des compatriotes
malheureux, restera donc son secret, puisqu'il ne m'est
point permis de le révéler dans ces quelques lignes con-
sacrées à la mémoire de cette vieille et sûre amitié, qui
n'est plus pour moi maintenant qu'un cher et douloureux
souvenir.

Amiens. — Imp. A. DOUILLET et Cⁱᵉ, rue du Logis-du-Roi, 18.

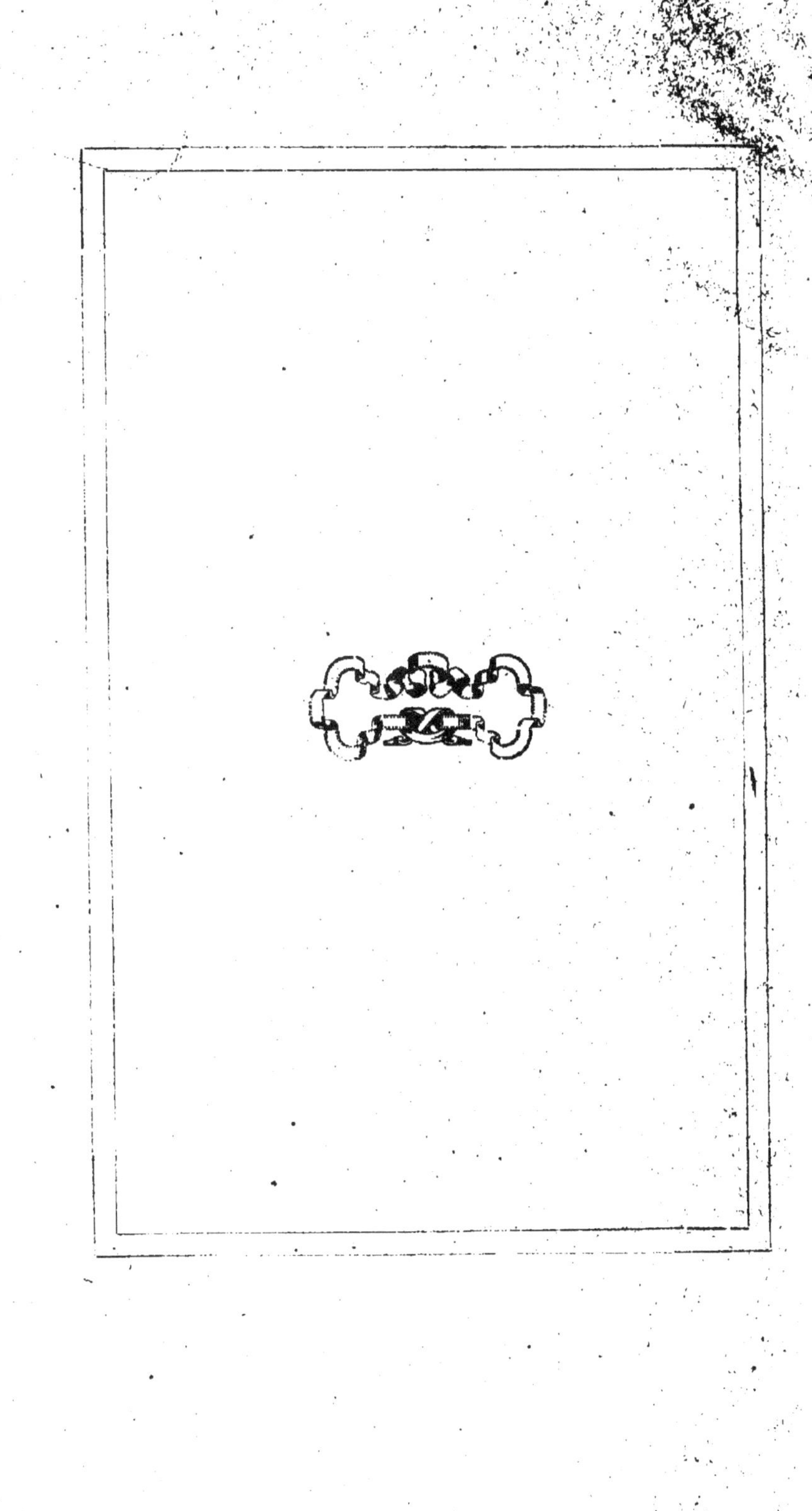